PRINCIPES GÉNÉRAUX

SUR LA NATURE, LE TRAITEMENT PRÉSERVATIF ET CURATIF DU Choléra-morbus

À

L'USAGE DE TOUTES LES CLASSES DE LA SOCIÉTÉ;

PAR A. LEPELLETIER,
(DE LA SARTHE.)

Précédés d'une notice sur l'ITINÉRAIRE de cette maladie, suivis de L'INSTRUCTION POPULAIRE rédigée par le Comité de Salubrité publique de Paris, et publiée par ordre du Gouvernement.

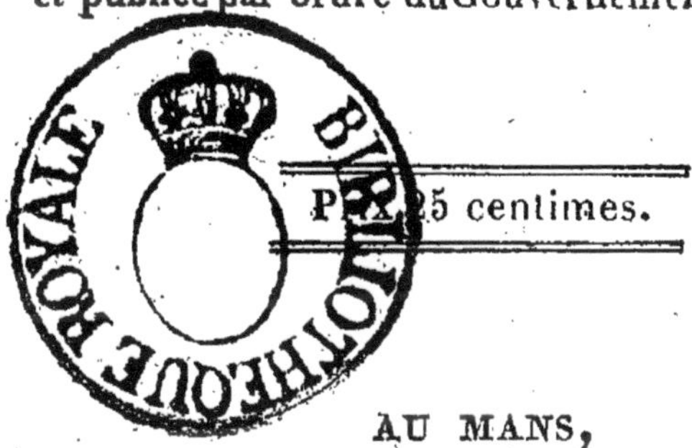

Prix 25 centimes.

AU MANS,

BELON, Imprimeur-libraire, place S. Nicolas, n° 2.

1832.

Au Mans, Imprimerie de BELON.

ITINERAIRE
DU CHOLÉRA MORBUS
DEPUIS LE BENGALE JUSQU'A PARIS.

C'est vers le mois d'août 1817 que le choléra débuta dans l'Inde parmi les habitans de Jessore, ville située à 100 milles Nord-Est de Calcutta, il parcourut en moins d'un mois le cours du fleuve jusqu'à la ville, en décimant les villages qu'il rencontra sur son chemin. De janvier à mai 1818, le fléau devenant chaque jour plus actif s'étendit à travers le Bengale, depuis Sihet jusqu'à Cuttack sur une espace de 450,000 carrés. Il parut se concentrer pendant quelque tems sur le bord occidental du Gange et du Jumna, mais bientôt il se répandit sur les deux bords et, dans le seul canton de Gorriakpore, 30,000 personnes moururent en un mois. Entre le 6 et 7 novembre le choléra atteignit la grande armée composée de 10,000 Anglais et de 8,000 indigènes, en douze jours, 9,000 hommes avaient cessé de vivre. Prenant la direction de la côte, il arriva à Bombay, après avoir franchi la péninsule de l'Inde en une année, depuis son apparition à Calcutta. Il arriva enfin sur la côte deMalabar et de Coromandel, et, franchissant la mer, vint désoler Candy, la capitale de l'île de Ceylan, au mois de décembre 1818.

Le 15 septembre 1819, l'île Maurice se vit comprise dans les îles infectées, il marqua sa présence dans l'île de Bourbon le 5 décembre 1819; sur 257 personnes qui en furent atteintes, 178 moururent. Poursuivant sa route au sud et à l'est, il envahit la Péninsule Indo-Chinoise, à Bankok seulement il succomba 40,000 victimes. La cochinchine et Tonquin furent envahis en 1820. Pékin le vit franchir ses portes en 1821 et pendant deux années la mortalité fut si considérable, que l'on fut obligé de fournir aux dépens du trésor public, les cercueils et les autres objets nécessaires aux funérailles des classes pauvres.

En juillet 1821, le choléra se déclara en Arabie et la ville de Muscat vit périr 60,000 de ses habitans dont plusieurs expirèrent, dix minutes après son invasion; à Bassora il périt 18,000 personnes, dont 14,000 en 15 jours.

Dans cette même année 1822, le choléra fit périr à Java 100,000 personnes.

Du golfe Persique il pénétra dans la Syrie et dans la Perse et la ville de Chiraz, dont la population est de 14,000 âmes, en perdit 16,000 dans les premiers jours. Dans l'été et l'automne de 1823, Diarbekr et Antioche furent attaqués. Il s'étendit au mois d'août jusqu'à Baku et au mois de septembre il atteignit la ville Russe d'Astracan; ce fut en 1826 qu'il aborda les frontières de la Sibérie.

Le vent violent qui régna en 1827, l'arrêta heureusement dans sa course.

En octobre 1829 il fit une invasion violente à Teheran et vers le milieu de juin 1830 dans les provinces du Mazanderan et de Shirvan, sur la côte méridionale de la mer Caspienne; il détruisit 5000 habitans dans la ville de Tauris. La frontière russe une fois franchie, il s'avança rapidement dans l'intérieur; ce fut le 8 août qu'il pénétra dans Tiflis, dont la population de 30,000 âmes fut réduite à

8,000 par les morts et les émigrations. Les différentes capitales depuis le Don jusqu'à Moscou furent successivement frappées et ce fut le 28 septembre qu'il fut déclaré dans cette dernière ville.

Le 10 novembre, il y avait 5507 malades et les morts s'élevaient à 2908; cependant le nombre des malades ne dépassa pas 7000 et depuis le mois de décembre, la maladie n'alla plus qu'en s'affaiblissant.

Enfin le terrible fléau envahit la Pologne en 1831, y exerça ses ravages, pénétra en Autriche, en Allemagne, et surtout en Prusse, où, d'après le rapport officiel de l'Académie de Berlin, 116,000 personnes ont péri. De là, il traversa la mer pour aller effrayer l'Angleterre; on comptait au 30 mars dernier, dans ce pays, 3571 cas; 1782 malades avaient succombé.

La France n'a pas été assez heureuse pour se soustraire à cette affreuse calamité, Paris renfermait, au 1er avril, 281 cholériques dont cent n'existaient déjà plus.

Au reste, en donnant ces détails nous sommes loin de vouloir jeter l'effroi dans l'esprit de nos lecteurs. Nous n'avons pas à craindre que le choléra déploie sur nous les mêmes fureurs que dans son pays natal; chaque jour il perd de son intensité, et en ayant le soin de se soumettre à toutes les précautions que l'on s'empresse d'indiquer de toutes parts, nous avons tout lieu d'espérer pouvoir échapper à ce fléau destructeur.

Nous sommes heureux aussi de trouver l'occasion de rapporter ici la déclaration de plusieurs médecins distingués de Paris qui ne croyent pas reconnaître dans cette maladie les caractères de la contagion.

Du 1er avril Les médecins et chirurgiens de l'Hôtet-Dieu, soussignés, croient devoir déclarer dans l'intérêt de la vérité que, quoique cet hôpital soit jusqu'à présent celui qui ait reçu le plus grand nombre de malades affectés du choléra, ils n'y ont observé aucun fait qui puisse les autoriser à soupçonner que la maladie soit contagieuse.

Fait à l'Hôtel-Dieu,

Paris, le 31 mars 1832.

Signé : MM. Petit, Récamier, Husson, Dupuytren, Magendie, Breschet, Honoré, Geneau de Mussey, Samson, Caillard, Gendrin, Bailli.

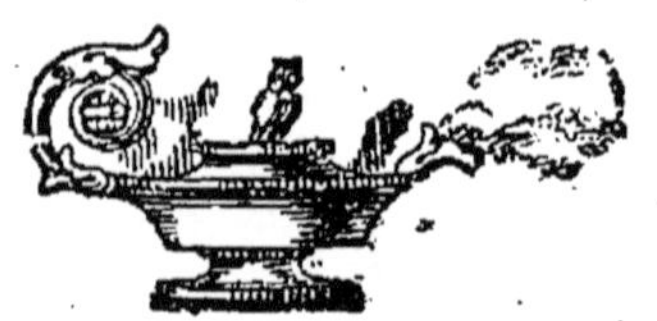

PRINCIPES GÉNÉRAUX

SUR LA NATURE, LE TRAITEMENT

PRÉSERVATIF ET CURATIF

DU

CHOLÉRA-MORBUS.

Lorsqu'un fléau destructeur menace les populations entières, lorsqu'après avoir exercé des ravages incontestables dans les pays lointains, sa cause principale semble devoir parcourir l'atmosphère dans toutes ses directions, le devoir du médecin philantrope est d'envisager avec calme le torrent qui s'avance, d'en mesurer les dangers sans confiance abusive et sans pusillanimité. Sa mission est d'éclairer tous les hommes sur la nature du mal qu'ils ont à redouter, sur les moyens préservatifs applicables à toutes les conditions, tant sous le rapport des précautions individuelles que relativement à l'hygiène commune. Jusqu'ici nous n'avons pas cru devoir entretenir le public de ces détails, ils eussent été prématurés; ils pouvaient ne jamais trouver leur application, et faire naître d'inutiles alarmes. Aujourd'hui les circonstances rendraient notre silence coupable et nous voyons dans les développemens relatifs à cet objet essentiel une obligation à remplir. Pour donner à ces considérations importantes la précision et la brièveté qu'elles exigent, nous examinerons successivement : 1° la nature et les progrès du Choléra-Morbus ; 2° ses causes, la réalité de son établissement en France ; 3° l'hygiène publique relative à cette maladie ; 4° les préservatifs naturels, et les premiers soins médicaux à donner aux malades ; 5° traitement curatif. Nous parlerons après avoir lu, médité soigneusement tout ce que les meilleurs observateurs ont écrit sur cette grave altéartion.

1° NATURE ET PROGRÈS.

Les opinions les plus contradictoires et quelquefois les plus paradoxales ont été publiées relativement à ce point essentiel. Il est bien difficile qu'il en soit autrement lorsque les hommes étrangers à la science médicale et dont le talent, comme écrivains, est toujours incapable d'établir la compétence, viennent s'emparer de ces matières déjà si difficiles pour les adeptes ; lors surtout que mêlées aux considérations politiques, ces notions modifiées diversement prennent la teinte des opinions et sont inévitablement accommodées aux effets que l'on attend de leur propagation.

Pour les faits de ce genre, l'éloignement, par une étrange disposition de l'esprit humain, produit tous les effets du microscope ; un accident assez ordinaire dans ses résultats, grossi par l'ignorance et l'exagération, devient un monstre effrayant pour les yeux que fascine l'épouvante et l'effroi.

Dans les Gazettes médicale et quotidienne que nous recevons de Paris, nous entrevoyons une cause grave d'illusion et qu'il devient important de signaler à l'attention générale. On y donne, comme dans les journaux politiques, seulement avec plus de précision et de vérité, l'histoire des malades reçus dans les hopitaux, les détails de la mortà peu près instantanée de quelques-uns d'entre eux. Les hommes qui ne réfléchissent pas établissent aussitôt, sans aucune raison, la nature, les progrès effrayans et l'incurabilité du choléra sur des bases aussi fautives, surtout lorsqu'on veut ainsi les généraliser. N'est-il pas évident que la maladie porte, dans cette occasion sur des sujets naturellement abatardis, soumis à toutes les causes d'insalubrité, à tous les genres de privations, et souvent livrés aux plus dangereux excès; que leur position soustrait aux premiers soins, et qui, reçus dans les établissemens centraux, ou les maladies les plus légères peuvent s'agraver assez promptement, y viennent chercher un cercueil et les derniers soins de l'agonie.

Loin de nous la pensée d'inspirer une sécurité perfide, alors qu'il faut se prémunir contre une influence généralisée; mais devons-nous souffrir que l'on prenne pour mesure du danger commun le type exclusivement relatif à quelques sujets placés au milieu des plus fâcheuses dispositions?

Le choléra-morbus n'est point une maladie toujours identique, il peut revêtir deux formes principales, tantôt se manifester avec les caractères d'une violente inflammation, et le plus souvent alors il affecte l'estomac ou les intestins; quelquefois prendre ceux des névroses; presque toujours, dans ce cas, il porte spécialement sur les nerfs des ganglions.

Les indications à remplir ne pouvant offrir d'autre base que la distinction de ces deux variétés essentielles, nous devons l'établir avec précision, et d'une manière si palpable, qu'elle frappe les yeux les moins clairvoyans.

1° *Choléra inflammatoire.* — C'est presque toujours vers les organes de la digestion, que porte l'intensité du mouvement inflammatoire. Quelquefois cependant il peut assiéger d'abord les poumons ou le cerveau; les symptômes sont alors plus insidieux, les vomissemens ne se manifestant pas au début et s'effectuant seulement au troisième ou quatrième jour par l'extension des phénomènes pathologiques vers le tube digestif. Ces faits sont au reste, des exceptions rares qui ne détruisent pas la règle générale.

On reconnaît cette première variété du choléra-morbus, aux symptômes suivans, que nous indiquons dans l'ordre de leur manifestation, chez le plus grand nombre des sujets, en les supposant abandonnés à la nature, ou sous l'influence d'un traitement étranger, aux véritables caractères de la maladie. Douleur obtuse vers le front; sentiment de pesanteur dans toute la tête; assoupissement, courbature générale; malaise, lassitude, faiblesse des membres, des inférieurs surtout; sommeil agité, rêvasseries; urines rouges, épaisses, bourbeuses; sécheresse du nez, de la bouche, qui devient fade, pâteuse, quelquefois amère; chaleur à la gorge, altération ou dégoût prononcé, langue jaunâtre, molle, tremblante, quelquefois rouge, étroite, aride et comme brûlée. Embarras, gêne, tension dans tout l'abdomen, ardeur à l'épigastre. Constipation ou selles difficiles, brûlantes, incomplètes; parfois sanguinolentes ou glaireuses; tristesse, morosité, impatience; froid des extrémités, sueurs partielles grasses et fétides; anxiété vers la région de l'estomac; douleur à la pression, assez souvent tension, balonnement dans tout le ventre ou seulement dans la région gastrique. Nausées, vomissemens répétés avec les plus pénibles efforts toutes les dix, vingt, trente ou quarante minutes; offrant en résultat de la bile jaune, verte ou noirâtre ; des mucosités écumeuses, albumineuses, analogues à du riz mal cuit ; des caillots d'un sang brunâtre, semblable au marc de café. Augmentation de tous les symptômes, concentration des phénomènes inflammatoires ; complications multipliées ; désordres généraux ; froid plus considérable, couleur violacée des extrémités, pouls concentré, petit, fréquent, irrégulier ; selles nulles ou très-abondantes, offrant des produits analogues à ceux des vomissemens. Prostration, amaigrissement rapide ; lorsque la terminaison doit être funeste, c'est du troisième au neuvième jour qu'elle survient. On trouve à la nécropsie des lésions qui ne laissent pas d'incertude sur l'existence d'nne violente inflammation de l'estomac ou des intestins.

Cette variété du choléra-morbus n'est pas la plus grave. Bien reconnue chez un sujet sain, au milieu des circonstances favorables, et surtout soumise à des médications raisonnées, elle sera guérie dans la très-grande majorité des individus.

Les symptômes qui précèdent son invasion peuvent appartenir à plusieurs maladies ordinaires, ainsi l'on ne se croira pas sous l'influence du choléra par cela seul qu'ils se manifesteront, mais l'on devra prendre toutes les précautions appropriées à ce genre d'altération. Il est préférable, surtout dans les cas analogues, de pécher par excès de prévision que de s'abandonner à l'indifférence absolue.

2° *Choléra spasmodique.*—Son invasion est beaucoup plus rapide et ses conséquences plus fréquemment graves. On le reconnaîtra facilement aux symptômes que nous allons indiquer dans l'ordre commun de leur manifestation. Stupeur universelle analogue à celle d'un sujet frappé de la foudre ; anxiété précordiale ; froid prononcé des extrémités, du nez, des oreilles ; rétraction de ces parties et des muscles faciaux, ce qui donne à la physionomie quelque chose de crispé, de triste et de concentré ; enfoncement des yeux dans leurs orbites ; inquiétude vague et semblable à celle qui précède un grand danger; pâleur, insensibilité des pieds, des mains, du front, des pommettes ; chaleur, douleur plus ou moins vive à la région de l'estomac; angoisses, frémissemen généraux, sueur, glaciales et localisées ; quelquefois sècheresse, aridité de la peau ; pouls imperceptible ou filiforme, concentré, fréquent, irrégulier ; langue décolorée, froide, contractée ; toux, oppression ; haleine souvent fétide ; vomissemen s réitérés toutes les cinq, dix, quinze ou vingt minutes ordinairement de matières séreuse, glaireuse, bilieuse et quelquefois sanguine ; déjections analogues ou constipation absolue, rétraction notable de l'abdomen, insensibilité remarquable sous l'influence de la pression, caractère qu'il faut placer au premier rang dans la distinction indiquée. Toute l'influence vitale parait concentrée vers l'estomac ou les intastins, plus spécialement encore sur le foyer essentiel du système nerveux ganglionaire, par un mouvement anormal violemment effectué de la circonférence au centre ; spasmes, convulsions, abattement, quelquefois même évanouissement complet dans les intervalles des accès. Il est en effet à remarquer, dans cette variété, que les symptômes s'éveillent par crises plus ou moins exactement périodiques et regulières, comme dans les autres affections graves du système nerveux. Décomposition des traits, face cadavéreuse, épuisement rapide et général de toute la vitalité. Lorsque la maladie présente un issue funeste, c'est ordinairement du second au sixième jour.

Cette modificatiou du choléra-morbus est la plus grave, et celle dont le traitement exige le plus de précision et d'opportunité, soumise à des moyens convenables et déployés sans hésitation ; elle peut laisser encore à la médecine raisonnée l'avantage de compter un assez grand nombre de succès.

Le traitement devient opposé dans ces deux modifications, il doit être antiphlogistique dans la première, calmant et dérivatif dans la seconde. Quiconque n'aura pas fait une distinction aussi fondamentale avant d'entreprendre aucune application décisive, commettera les fautes les plus graves et joindra souvent les inconvéniens du traitement aux efforts destructeurs de la maladie. Faut-il s'étonner qu'en Pologne, en Angleterre où la médecine est encore à peu près exclusivement empirique, un nombre aussi considérable d'accidens funestes vienne légitimer la terreur dont s'accompagne ce fléau.

Nous l'affirmons avec la plus entière conviction, dans nos circonstances atmosphériques, chez des sujets tempérans, au milieu des médications raisonnées, le choléra-morbus restera maladie grave, mais le plus ordinairement curable ; il ne deviendra jamais capable de frapper avec cette rapidité foudroyante observée dans les hôpitaux de Paris.

2° CAUSES, ÉTABLISSEMENT EN FRANCE.

La cause du choléra-morbus n'est point unique. Sans doute, il existe, dans l'atmosphère, comme pour toutes les épidémies, une disposition nuisible, un principe délétère, insaisissable, indestructible par nos moyens rationnels ; mais l'influence de cet agent ne suffit pas seule pour occasionner le développement de la maladie. Cette vérité consolante n'est point une illusion puisqu'elle repose naturellement sur ce fait évident : *que tous les sujets exposés à cette influence générale ne sont pas affectés du choléra-morbus.* L'expérience et le raisonnement s'unissent pour démontrer que le principe épidémique a besoin de rencontrer des prédispositions locales, individuelles pour effectuer ses funestes manifestations. Dès-lors en évitant avec discernement ces prédispositions endémiques et particulières, nous entendrons l'orage grondant sur nos têtes sans nous atteindre, puisqu'il manquera du fil conducteur pour arriver jusqu'à nous.

Au nombre de ces causes dont la neutralisation se trouve en notre puissance, nous devons particulièrement indiquer : les grands foyers d'infection, la malpropreté, le défaut de lumière, d'air bien renouvelé ; l'incurie individuelle, l'usage du thé, du café, des liqueurs alcoholiques, des salaisons, des épices, des alimens de mauvaise qualité, les veilles prolongées, les travaux intellectuels excessifs, les abus dans tous les genres, les violentes agitations de l'âme ou les passions concentrées etc., la crainte plus spécialement encore ; dans un seul mot, l'ensemble des modifications susceptibles d'augmenter l'irritabilité nerveuse, d'éveiller les prédispositions inflammatoires, surtout vers l'appareil digestif. En conséquence de ces principes simples et naturels, il nous sera facile d'établir l'ensemble des moyens préservatifs.

Quant à l'établissement du choléra morbus en France, il n'est plus en problême. Les hôpitaux de Paris en ont positivement constaté la réalité. Sa cause épidémique nous environne peut être actuellement, elle doit s'étendre à des régions qu'il serait difficile de limiter, c'est aux pays, aux localités, aux individus à bien compredre les dispositions, au milieu desquelles ils pourront en braver impunément l'influence.

3° HYGIÈNE PUBLIQUE.

Si les bases fondamentales d'un bon gouvernement établissent la sécurité morale des individus, l'hygiène publique, dépendance essentielle de ce dernier, devient la principale garantie de leur conservation physique. L'autorité légitime son titre et son pouvoir en se pénétrant bien de ces importantes vérités. Nous croirions mal comprendre ses bonnes intentions et sa sollicitude en renfermant dans l'oubli des abus importans à signaler.

C'est en grand, c'est dans les masses qu'il faut envisager cet objet. Des investigations trop spécialisées prendraient en quelque sorte le caractère de visites domiciliaires, et ne rentreraient point dans son domaine. La régularité du nettoiement des rues, l'entretien des égoûts, l'éloignement à distance assez considérable de toutes les usines, dans lesquelles s'effectuent journellement des décompositions putrides, la situation exigée des voiries, des cimetières, des dépôts stercoraux, doivent appeler toute l'attention de l'autorité supérieure. Nous trouvons sous ce rapport deux graves inconvéniens à faire disparaître. L'un est relatif au cimetière de la ville. Un encombrement tel s'y fait sentir, que l'on est obligé d'ouvrir des fosses dans lesquelles toute putréfaction n'est pas encore achevée ; ajoutons à cette fâcheuse nécessité la situation même du lieu dont les miasmes chassés par les vents du midi, se répandent sur nos habitations, avec des influences nuisibles que les circonstances rendront beaucoup plus positives encore. L'autre se rencontre dans un dépôt considérable de vidanges établi, depuis long-tems à cent pas au plus de la barrière de l' Ouest, et couvrant toute cette partie de la ville, des émanations qui s'en élèvent avec d'autant plus d'accidens à redouter, qu'elles sont poussées par un vent dont la direction habituelle, dans le printems et l'été, devient en quelque sorte le moyen le plus favorable à l'importation des épidémies. L'un et l'autre de ces foyers miasmatiques, devraient être immédiatement transportés au nord, à distance appropriée; seule position qui leur convienne, seul moyen de rendre a peu près inoffensives, les deux influences qui pourraient laisser à notre cité quelques chances d'invasion du choléra-morbus. Le zèle, l'empressement avec lesquels nos magistrats ont fait disparaître sur la route de Paris, une cause d'insalubrité, beaucoup moins importante, nous garantissent l'attention sérieuse qu'ils vont donner à celles que nous venons de leur signaler.

4°. PRÉSERVATIFS NATURELS. PREMIERS SOINS.

Deux causes principales, avons-nous dit, peuvent occasionner le développement du choléra-morbus; l'une est relative aux dispositions atmosphériques; l'autre, à l'état des lieux et des individus.

Que pouvons-nous contre la première? peu de chose, pour ne pas dire absolument rien. Les quarantaines, les cordons-sanitaires, n'ont pas d'autre effet, dans cette circonstance, que d'entraver les relations commerciales, et d'effrayer les populations. Nous tremblons pour les individus égoïstes qui croient pouvoir s'isoler dans la circonscription d'un appartement, respirer, sans partage, un air qu'ils cherchent à s'approprier, et qu'ils altèrent bien souvent encore par l'usage abusif des préparations chlorurées. En se privant ainsi d'un exercice indispensable et salutaire, en nourrissant leur esprit des exagérations de la frayeur, en s'environnant de précautions puériles et dérisoires, ils négligent les considérations hygiéniques fondamentales qui seules doivent être placées au nombre des véritables préservatifs. Parlerons-nous des sachets camphrés sous lesquels on croît trouver la protection d'une égide impénétrable ? s'ils n'avaient l'inconvénient d'inspirer une fausse confiance, d'entraîner à l'oubli des moyens essentiels, nous pourrions les abandonner comme des hochets distribués à l'enfance ou comme des amulettes innocemment réparties à la crédulité.

C'est à l'éloignement des causes du second ordre, qu'il faut accorder toute son attention. Au nombre des précautions essentielles, nous recommandons les suivantes : Propreté recherchée dans les habitations ; renouvellement habituel de l'air atmosphérique ; influence de la lumière naturelle ; aspersions ou fumigations chlorurées seulement dans les lieux où la ventilation est difficile, où se manifestent des fermentations putrides. Cette précaution est inutile, et peut même devenir dangereuse en la généralisant d'une manière abusive. Vêtemens chauds et souvent renouvelés, bains tièdes, pendant trente ou quarante minutes seulement, tous les cinq ou six jours ; lotions savonneuses ; frictions sèches, matin et soir, sur la peau, soit avec une flanelle, soit avec une brosse appropriée à cet usage ; exercices quotidiens, sans fatigue, à pied surtout, et dans la campagne, en évitant l'action du soleil, pendant l'immobilité ; régularité des émissions urinaires, des évacuations alvines ; laxatifs doux et seulement dans l'insuffisance des moyens naturels : calme de l'esprit ; avant tout cette force d'âme qui nous élève au-dessus des événemens ; cette confiance du sage qui voit la mort « sans la désirer ni la craindre » ; un régime doux et substantiel, toujours proportionné aux exercices physiques ; éviter en même tems les influences que nous avons placées au nombre des prédispositions.

Cette partie de notre opuscule étant la plus importante au milieu des circonstances actuelles, les principes généraux que nous venons d'établir, applicables à tous les sujets sans distinction, nous paraîtraient insuffisans; passons des fastueuses demeures sous l'humble toît de l'indigence et dans l'atelier du laborieux artisan. C'est là plus spécialement que nos principes et nos conseils trouveront leurs plus fréquentes et leurs plus nécessaires applications.

Sous le rapport qui nous occupe, les sujets de la classe industrieuse peuvent être partagés en deux catégories principales. Dans l'une se rencontrent les ouvriers sédentaires, dans l'autre, ceux qui travaillent en plein air où sont obligés à des mouvemens plus ou moins pénibles. Chacune de ces catégories mérite une attention spéciale et réclame des avis particuliers.

1.° *Ouvriers sédentaires.* — Au nombre de ces derniers se rencontrent les tailleurs, les cordonniers, les imprimeurs, les passementiers, les graveurs, les chapeliers, etc. Pour ces individus, le défaut d'exercice général et surtout la concentration de l'air atmosphérique, l'incurie, le voisinage des matières en putréfaction, l'humidité, la chaleur ou le froid excessifs, les alimens âcres, salés, les viandes fumées, le pain mal cuit, mal fermenté, l'abus des légumes ventueux et difficile à digérer, etc., tels que les choux, les haricots, etc., les crudités, les salades fortement vinaigrées, le vin blanc pur, les cidres aigris, les différentes liqueurs, etc., deviennent essentiellement nuisibles en portant une irritation directe sur les organes digestifs qui, chez eux, ont le plus à redouter les influences d'une alimentation vicieuse et celles de tous les excès qui peuvent s'y rattacher. Ainsi, pour cette classe toute entière, le renouvellement très-fréquent de l'air atmosphérique; une grande propreté dans leurs ateliers;

une chaleur moyenne ; l'éloignement de l'humidité ; des alimens simples, mais bien choisis parmi ceux qui sont à la disposition des ouvriers ; pour boisson de bon cidre, ou du vin rouge très-étendu d'eau, ou même de l'eau pure, toutefois en la puisant à des sources convenables, nous paraissent, dans les circonstances, indiquées, celles qui réunissent les plus grands avantages ; l'éloignement de tous les excès, beaucoup plus fâcheux encore chez les ouvriers sédentaires que chez les autres.

2° *Ouvriers obligés à des mouvemens plus ou moins violens ordinairement en plein air.* — Dans cet ordre nous plaçons les agriculteurs, les jardiniers, les tanneurs, tous les hommes de peine, les charpentiers, les maçons, les serruriers, les corroyeurs etc. Deux causes graves peuvent agir fréquemment sur ces divers artisans : d'une part, la fatigue musculaire portée jusqu'à l'excès ; de l'autre, la répercussion instantanée de la transpiration. C'est plus spécialement en raison de ces deux circonstances majeures, qu'il faut régler toutes les précautions du régime préservatif qui leur devient en quelque sorte particulier. Au nombre des influences les plus nuisibles qui puissent les atteindre, nous devons dès-lors énumérer l'action immédiate et prolongée du soleil ; le passage subit et sans gradation de l'exercice au repos, d'un lieu très-échauffé dans un endroit frais ; lorsque tout le corps est en sueur, l'usage de l'eau froide pour boisson, et ses applications aux différentes parties de la peau le repos et surtout le sommeil, dans l'incubation sur la terre, sur l'herbe, soit à l'ombre, soit même sous l'influence des rayons solaires ; l'exposition aux courans d'air ; le défaut d'alimentation proportionnée aux fatigues à supporter ; la prolongation de ces dernières au-delà du tems convenable et leur disproportion à la force naturelle des individus. Nous prescrivons en conséquence, aux sujets de cette catégorie, l'usage du bon cidre, ou du vin rouge suffisamment étendu; l'eau pure est moins appropriée à ce genre de travaux; des alimens substantiels et nutritifs, tels que la viande fraîche, le poisson, les œufs et les légumes de bonne qualité. La sobriété n'est pas à négliger sans doute, mais elle est moins indispensable que chez les ouvriers sédentaires, la dépense des forces étant plus considérable il faut accorder plus abondamment aux frais de la réparation. C'est par degrés qu'ils devront toujours passer du repos à l'exercice, de l'exercice au repos, mais surtout de la chaleur au refroidissement; alors qu'ils seront en pleine transpiration, le travail cessant, ils devront se couvrir soigneusement de leurs vêtemens, craindre les lieux frais et l'immobilité parfaite jusqu'au retour des conditions naturelles. Ceux qui travaillent dans les lieux humides, sur le bord des rivières, observeront plus spécialement encore ces précautions dans leurs détails.

Bien que les campagnes soient moins exposées que les villes aux invasions du choléra-morbus, en raison d'une agglomération moins considérable des habitations, il n'en existe pas moins, pour ces dernières, des abus dont la conservation les rendrait beaucoup plus susceptibles qu'on ne l'imagine de favoriser l'établissement du fléau. Dans toutes les métairies, à peu près sans exception, des mares fangeuses, des dépôts considérables de fumier avoisinent de très-près, non seulement les lieux habités par les animaux, en les condamnant à des épizooties fréquentes, mais encore la maison du fermier, en le prédisposant d'une manière très-fâcheuse à l'épidémie qui règne aujourd'hui. Dans une situation de ce genre, il est instant que les écuries, les étables etc. soient mieux tenues, soumises à des nettoiemens quotidiens ; que les fumiers soient éloignés au moins à cent pas et dirigés vers le nord, que les mares, indispensables aux besoins journaliers, soient entretenues avec propreté, que les autres se trouvent desséchées par la formation des écoulemens nécessaires. Les autorités locales auront souvent besoin de surveiller l'exécution de ces importantes précautions hygiéniques, tant l'habitude est enracinée, tant l'apathie commune ou les intérêts pécuniaires l'emportent sur le sentiment de la conservation chez un assez grand nombre d'individus. C'est au milieu de ces conditions que des visites plus spéciales pourront trouver leur excuse, disons-le, même leur obligation.

Quand aux premiers moyens à mettre en usage, dans l'hypothèse de l'invasion et jusqu'à l'arrivée du médecin, l'orsqu'il est possible de l'appeler assez promptement, nons conseillons : le repos au lit ; la chaleur générale modérée ; la diète absolue ; des fomentations sur tout l'abdomen avec la décoction de guimauve et de pavot ; pour toute boissson, l'eau sucrée, les solutions de gomme, de blanc d'œuf, les décoctions de guimauve, d'orge, de gruau etc, les lavemens émoliens ; les corps chauds placés aux pieds, tels que des briques exposées au feu, des bouteilles remplies d'eau bouillante, ou bien encore des applications avec les linges trempés dans l'eau tiède salée, vinaigrée, quelquefois même sinapisée.

5° TRAITEMENT CURATIF.

Dans toute autre circonstance nous blâmons les traités de médecine populaire ; dans celle-ci, considérant la rapidité des accidens, l'éloignement des malades situés à la campagne, et même le défaut d'occasion d'observer pour les sœurs de charité, pour les médecins des petites localités, nous pensons que l'exposition des bases fondamentales du traitement doit être généralisée, mise en quelque sorte à l'usage de tous les individus. C'est dans cette persuasion que nous allons traçer les principes généraux à suivre dans le traitement curatif du choléra-morbus. Il est évident que nous devons procéder à l'exposition des moyens réclamés par les indications essentielles d'après la distinction fondamentale que nous avons établie.

1° *Traitement curatif du choléra-morbus inflammatoire.* — Application de dix, vingt, trente ou quarante sangsues sous les côtes gauches, si la douleur siége particulièrement à la régiou de l'estomac; au bas ventre, si les intestins semblent plus compromis; la saignée du bras ne conviendrait que chez les sujets très-pléthoriques, très-forts ou très-vigoureux, chez tous les autres elle pourrait amener une dépression trop considérable des forces, n'offrant pas d'ailleurs l'avantage d'appeler le mouvement inflammatoire du centre à la circonférence, comme le fait la saignée capillaire; large fomentations sur tout le ventre et la base de la poitrine avec des flanelles trempées dans la décoction de guimauve, de graines de lin, de pavot; aucun aliment; pour toute boison, l'une des décoctions ou des solutions indiquées dans les moyens provisoires; pour calmer l'intensité des vomissemens une potion gommeuse de quatre à cinq onces avec une cuillerée de sirop diacode, ou bien un grain d'extrait aqueux d'opium, ou même quinze à vingt gouttes de Laudanum. Si les douleurs d'estomac prennent un caractère déchirant, si le foie, qui participe fréquemment à l'inflammation, accuse beaucoup de sensibilité, embrocations sur ces parties avec l'huile d'olives ou d'amandes contenant par once un gros de Laudanum; demi-lavement, toutes les cinq ou six heures, avec la décoction de guimauve et de graine de lin. Aussitôt que la violence des symptômes inflammatoires paraît calmée, passer aux moyens dérivatifs avec gradation et toujours de manière à ne pas entraîner des réactions fébriles par l'exagération de l'influence commune à tous ces moyens. Ainsi, frictions sur les membres avec les linimens aromatiques, tels que les baumes nerval, de Fioraventi, Opodeldoch, avec l'eau de Cologne, l'eau-de-vie camphrée, savonneuse etc.; sinapismes très-mitigés sur les pieds et les genoux, mieux encore deux vésicatoires aux jambes, en établissant lentement la suppuration sans le concours des pommades irritantes; ce moyen offrira de plus l'avantage majeur d'assurer les progrès de la convalescence. Il est aisé de comprendre que les premiers alimens doivent être donnés avec crainte et circonspection; il faut les graduer ainsi : du lait cuit, des fécules, du bouillon de veau, de poulet, des panades légères, des compotes de fruits; plus tard du poisson d'eau douce, des viandes blanches ramèneront insensiblement le malade à son régime habituel. L'eau pure ou sucrée devra, quelque tems encore après la guérison, former la seule boisson du convalescent.

Nous aurions dû nous étendre davantage sur les moyens calmans indispensables chez un grand nombre de sujets, puisque, même dans l'état inflammatoire, le Choléra-Morbus offre une irritation notable du système nerveux, mais l'exposition du traitement relatif à la seconde variété, particulièrement basé sur cet ordre de moyens, nous dispense de ces détails dont la répétition eût été pour le moins fastidieuse.

2.° *Traitement curatif du Choléra spasmodique.* — Dans cette variété, deux indications essentielles se présentent : 1.° calmer l'irritation centrale des nerfs plus spécialement distribués à l'estomac, aux intestins, 2.° rétablir la vitalité dans toute la circonférence de l'économie par des moyens d'appel dans ces divers points. On répond à la première de ces indications au moyen des calmans, tels que l'extrait aqueux d'opium, intérieurement, soit par la bouche, soit en lavement, à la dose d'un grain toutes les quatre à six heures; le sirop diacode à celle d'une demi-once, le laudanum, de seize à vingt gouttes, remplissent à peu près le même objet; des applications avec les décoctions d'opium, de pavot, l'huile fortement opiacée, faites sur l'estomac, le ventre, doivent être employées simultanément. Il est alors moins dangereux d'exagérer les proportions du médicament; les anti-spasmodiques, tels que les infusions de camomille, l'éther, etc., préconisés par quelques médecins, nous inspirent beaucoup moins de confiance, disons-le même, ils nous semblent peu rationnels. Les boissons doivent rentrer dans la classe de celles que nous avons indiquées pour la variété précédente, mais elles seront données seulement par cuillerées, et, dans les deux circonstances, jamais trop froides. Les émissions sanguines soit par les saignées, soit même par les sangsues, alors surtout que le sujet n'offre pas des dispositions éminemment pléthoriques, nous paraissent non-seulement inutiles, mais encore essentiellement dangereuses. Les vomitifs et même les purgatifs, employés par quelques-uns, doivent être constamment proscrits. On répond à la seconde indication, par les frictions générales sur la moëlle épinière, sur la poitrine, sur les membres avec des flanelles très-chaudes, imprégnées de la vapeur de l'encens et du benjoin, avec les baumes déjà notés, la teinture de cantharides, l'alcohol, le vin chaud; par les simapismes sur les pieds, les genoux ; par les ventouses sèches promenées sur les extrémités ; en un mot, par tous les excitans susceptibles d'éveiller la chaleur à la circonférence, de manière à faire diversion aux mouvemens qui tendent à la comprimer, à l'éteindre vers son foyer central. Il ne faut négliger aucun des moyens généralement connus, de la maintenir dans l'organisme, toutefois en évitant les inconvéniens qui résulteraient du poids excessif des couvertures ou de l'élévation trop considérable de la température factice entretenue dans l'appartement. Ici nous recommandons l'usage en proscrivant l'abus.

Toutes les précautions relatives à la convalescence rentrent naturellement dans celles que nous avons exposées pour la première modification.

L'interprétation de ces principes généraux étant facile, même pour les personnes étrangères à l'art, indiquera toutes les applications appropriées aux circonstances du moment. Ajoutons, avec cette confiance que donne la vérité dans l'intérêt des soins réclamés par les sujets soumis à l'invasion du choléra-morbus, que les faits les plus positifs et les expériences les plus décisives démontrent que cette maladie n'est pas contagieuse, et qu'il serait déplorable, en conséquence d'une illusion mensongère, de voir cesser des relations commandées par les liens du sang, mais avant tout, par les nobles impulsions de la philanthropie.

A. LEPELLETIER, de la Sarthe. Doct. méd

INSTRUCTION POPULAIRE

Sur les Principaux Moyens à employer pour se garantir du Choléra-Morbus, et sur la conduite à tenir lorsque cette maladie se déclare.

Le choléra est une maladie grave. Cependant il est plus effrayant quand on l'attend qu'il n'est dangereux lorsqu'il existe. D'autres maladies épidémiques, telles que la petite-vérole, la scarlatine, certaines fièvres nerveuses, ont fait beaucoup plus de ravages, puisque dans les contrées de l'Europe où il a régné et où il a rencontré le plus de circonstances favorables à sa propagation, il n'a guère attaqué qu'un individu sur 75, et que dans quelques villes mêmes, ses atteintes n'ont pas jusqu'alors dépassé la proportion d'un individu sur 200

Conduite à tenir pour se préserver du chaléra.

1° Le peu de danger que l'on court d'être atteint du choléra doit rassurer les esprits. Il faut donc ne pas s'inquiéter et ne penser autrement à la maladie que pour exécuter les précautions propres à s'en garantir. Moins on a peur et moins on risque; mais comme la tranquillité de l'âme est un grand préservatif, il faut en même tems éviter tout ce qui peut exciter des émotions fortes, telles que la colère, la frayeur, les plaisirs trop vifs, etc.

2° Il est d'observation que plus l'air dans lequel on habite est pur, et moins on est exposé au choléra.

On ne saurait donc trop faire attention à la salubrité des habitations. Ainsi il faut avoir soin de ne pas habiter et plus encore de ne pas coucher en trop grand nombre dans la même pièce, de l'aérer le matin et encore dans la journée, en ouvrant le plus long-tems et le plus souvent possible les portes et les fenêtres. Il conviendra aussi de placer dans les pièces habitées un large vase contenant de l'eau chlorurée (1). On peut

(1) *Eau chlorurée.*

Prenez : chlorure de chaux sec, une once.

Eau, un litre.

On verse sur le chlorure de chaux une petite quantité

enfin favoriser le renouvellement de l'air en faisant pendant quelques minutes un feu bien clair et flamboyant dans la cheminée.

Il faut faire attention que l'ouverture des portes et fenêtres n'ait lieu qu'après qu'on sera entièrement vêtu, afin de ne pas s'exposer au refroidissement. Il est bon, lorsqu'on le peut, de passer dans une autre pièce pendant cette opération.

Enfin, sous le rapport des chambres à coucher, il faudra se servir de lits sans rideaux, ne jamais laisser séjourner l'urine ou les matières fécales dans les vases de nuit, qui devront être nettoyés promptement, et toujours contenir un peu d'eau.

L'air humide des habitations, malsain en tout tems, devient très-dangereux lorsque le choléra règne. Il faut donc s'abstenir de faire sécher le linge dans la chambre qu'on habite, surtout si on y couche.

Il faut non-seulement songer à aérer les chambres à coucher, mais maintenir encore dans le meilleur état possible de salubrité, les maisons et leurs dépendances.

Ainsi il faut avoir grand soin des plombs et des latrines, qu'on nettoiera au moins une fois par jour avec de l'eau chlorurée, ou au moins avec de l'eau. On fera bien de tenir constamment bouchées par un tampon les ouvertures des tuyaux en plomb ou en fonte qui communiquent aux pierres à laver ou aux cuvettes extérieures, et de ne les déboucher qu'au moment de s'en servir.

Chacun devra veiller à ce que les eaux ménagères soient vidées au fur et à mesure de leur production, qu'on ne les laisse pas séjourner entre les pavés des cours ou allées, et qu'elles s'écoulent rapidement par

---

d'eau pour l'amener à l'état pâteux ; puis on le délaie dans la quantité d'eau indiquée. On tire la liqueur à clair, et on la conserve dans des vases de verre ou de grés bien fermés.

On peut aussi employer avec avantage l'eau chlorurée préparée avec le chlorure d'oxide de sodium, en mettant une once de chlorure dans dix à douze onces d'eau.

le ruisseau ou la gargouille qui les conduit dans la rue. Il faudrait même favoriser cet écoulement par un lavage à grande eau, si la pente n'était pas assez rapide.

Les vitres devront être nettoyées au moins une fois par semaine; car l'action de la lumière est nécessaire à la santé de l'homme.

Les fumiers, les excrémens, les débris d'animaux et de végétaux réclament beaucoup d'attention. On devra en conséquence empêcher leur accumulation en les faisant enlever le plus souvent possible.

On se débarrassera des animaux domestiques inutiles. On s'abstiendra d'élever des porcs, des lapins, des poules, ou de nourrir des pigeons, etc., dans des lieux resserrés ou dans des cours peu spacieuses et qui n'ont pas d'air.

Les habitans des maisons, particulièrement dans les quartiers populeux, devraient à cet égard se surveiller mutuellement; ils devraient en outre contribuer, chacun pour sa part, à la propreté des rues, surtout lorsqu'elles sont étroites. Il y va de l'intérêt de tous.

3° Le refroidissement est placé par ceux qui ont observé le choléra au nombre des causes les plus propres à favoriser le développement de cette maladie. Il est donc nécessaire d'éviter cette cause en se vêtant chaudement, et en se garantissant particulièrement le bas-ventre et les pieds de l'action du froid.

A cet effet, il est bon d'entourer le ventre nu d'une ceinture de laine, de porter sur la peau des camisoles de tricot de laine ou de flanelle, de faire usage de chaussons de laine. Ces vêtemens seront changés et lavés quand ils seront humides ou salis. On se lavera souvent les pieds à l'eau chaude; on portera des sabots ou des galoches lorsqu'on sera obligé de séjourner dans le froid et l'humidité; en un mot, on se chaussera avec propreté et de manière que les pieds soient à l'abri du froid et de l'humidité.

Beaucoup de personnes, surtout parmi la classe peu fortunée, ont la très-mauvaise habitude en se couchant, et plus encore en se levant, de poser les pieds nus sur le sol froid, et même d'y marcher. On ne saurait trop blâmer cet usage, qui deviendrait particulièrement dangereux pendant que le choléra régnerait.

C'est encore dans la crainte du réfroidissement qu'en été même il faudra s'abstenir de coucher les croisées ouvertes. Il faudra aussi maintenir dans les habitations une chaleur *tempérée ;* car les chambres trop chaudes rendent les individus qui les habitent plus impressionables au froid auquel ils peuvent être exposés en sortant.

C'est par la même raison qu'il faudra, autant que possible, rentrer chez soi de bonne heure, ne pas passer une partie de la nuit dans les assemblées, dans les cafés, les estaminets, les cabarets, etc., surtout lorsque les nuits sont froides et humides.

4° S'occuper, mener une vie active, en évitant autant que possible les excès de fatigue, est un des meilleurs moyens de faire diversion à l'inquiétude. Les occupations qui exigent de la contention d'esprit ne conviennent pas. Il en est de même des travaux qui entraînent une privation inaccoutumée de sommeil pendant la nuit.

5° Il a été parlé de l'utilité des ceintures et des chaussons de laine; mais il faut que ces vêtemens soient tenus proprement. La propreté est toujours très-nécessaire à la santé. Ceux qui ont le moyen de prendre de tems en tems des bains d'une chaleur agréable feront bien d'en faire usage, mais il ne faudra y rester que le tems nécessaire pour nettoyer le corps ; il faudra avoir soin de se bien essuyer avec du linge chaud, et ne pas s'exposer immédiatement à l'air extérieur en sortant du bain. Cette précaution est surtout utile lorsque la saison est froide.

Les frictions sèches conviennent beaucoup ; il est facile de les administrer en se frottant ou se faisant frotter le soir, ou mieux encore le matin et le soir, le tronc, les bras, les cuisses et les jambes, pendant un quart-d'heure, avec une brosse douce ou avec une étoffe de laine.

On conçoit, du reste, que pour ce qui concerne en général la manière de se vêtir, il faudra se régler selon la saison ; mais dans aucun cas on ne devra se vêtir trop légèrement.

6° Lorsque le choléra règne, la manière de se nourrir est un point fort important. La sobriété ne saurait être trop recommandée. On connaît un grand nombre d'exemples où le choléra s'est déclaré après des excès de table, et il est prouvé que les ivrognes sont plus particulièrement exposés à cette maladie.

Les viandes bien cuites ou bien rôties et pas trop grasses, ainsi que les poissons frais et d'une digestion facile, les œufs, du pain bien levé et bien cuit, devront former la nourriture principale. Le viandes salées et les poissons salés ne conviennent pas ; on usera le moins possible de charcuterie, et l'on s'abstiendra des pâtisseries lourdes et grasses.

Parmi les légumes, il faudra autant que possible s'en tenir aux moins aqueux, aux plus légers (1). Nous ne pensons pas devoir exclure de ces derniers les pommes de terre de bonne qualité. Nous approuvons même l'usage des haricots secs, de lentilles, de pois, de fèves ; *pris en purée* (2). Les crudités, telles que les salades, les radis, etc., ne conviennent pas.

Dans la saison des fruits, il faut être très-réservé dans l'usage qu'on en fait, surtout lorsqu'ils ne sont pas parfaitement mûrs ; car alors ils peuvent devenir très-dangereux. Les fruits cuits offrent moins d'inconvénient ; mais ils ne devront jamais être mangés en grande quantité ; encore moins devront-ils former le fond du repas.

Il est des alimens généralement sains, mais que, par une disposition particulière de l'estomac, certains individus digèrent difficilement. Ces alimens devront, comme de raison, être évités par eux. Chacun doit, à cet égard, étudier son estomac.

Il faut, en tems de choléra, manger moins à la fois

(1) On doit entendre par légumes aqueux ceux qui contiennent beaucoup d'eau de végétation, comme par exemple les concombres, les betteraves, la laitue, etc.

(2) La robe ou pellicule de ces légumes secs ou verts ne contribue en rien à la nutrition, et elle a l'inconvénient de ne pouvoir être digérée.

qu'à l'ordinaire, sauf à faire un repas de plus, mais toujours léger.

» Les boissons exigent la plus grande attention. Toute boisson froide, prise quand on a chaud, est dangereuse. Il ne faut se désaltérer que lorsqu'on a cessé de transpirer, c'est-à-dire qu'il ne faut pas boire froid lorsqu'on est en sueur. Les suites de cet abus sont d'autant plus funestes, que la boisson est plus froide et qu'on a plus chaud. L'eau devra être claire; l'eau filtrée est préférable à toute autre. Il faut l'aiguiser avec très-peu de vinaigre ou d'eau-de-vie. Lorsqu'on veut la boire pure (deux cuillerées à bouche d'eau-de-vie ou une cuillerée à bouche de vinaigre pour une pinte d'eau), surtout si la saison est chaude, et qu'on soit obligé de se livrer à un travail corporel qui, en excitant la transpiration, provoque la soif et oblige par conséquent de boire souvent. Il faut alors boire peu à la fois. L'eau rougie, c'est-à-dire l'eau à laquelle on aura ajouté un peu de bon vin, convient également. Enfin on peut faire avec succès usage d'une eau légèrement aromatisée avec une infusion stimulante, comme par exemple avec une infusion de menthe poivrée ou de camomille (une pincée de menthe ou six têtes de camomille pour une chopine d'eau bouillante, à laquelle on ajoutera, après le refroidissement, une chopine d'eau froide.) (1).

» Rien n'est pernicieux comme l'abus des liqueurs fortes. Il est prouvé, par un très-grand nombre d'exemples, que le choléra attaque de préférence, comme nous l'avons déjà dit, les ivrognes, et ceux même qui, sans faire un abus habituel de boissons fortes, commettent par occasion, par entraînement, un seul excès de ce genre.

» L'usage de l'eau-de-vie prise seule et à jeun, usage si répandu dans la classe ouvrière, et si nuisible en tout tems, devient particulièrement funeste lorsque le choléra règne. Les personnes qui ont cette habitude de-

(1) Cette précaution d'ajouter de l'eau qui n'a pas bouilli est nécessaire, parce que l'ébullition, en privant l'eau de l'air qu'elle contenait, la rend moins facile à être digérée.

vraient manger quelque chose, au moins un morceau de pain, avant d'avaler le petit verre d'eau-de-vie. Le vin blanc ne sera pas non plus pris à jeun sans la même précaution, et il ne le faudra prendre qu'en petite quantité.

» En tems de choléra, l'eau-de-vie amère, c'est-à-dire l'eau-de-vie dans laquelle on aura fait infuser des plantes amères ou aromatiques, ou encore l'eau-de-vie d'absinthe, est préférable à l'eau-de-vie ordinaire.

» Le vin, pris en quantité modérée, est une boisson convenable pendant le repas et à la fin du repas; mais il doit être de bonne qualité. Il vaut mieux boire moitié moins de vin et le choisir de qualité supérieure. Les vins jeunes et aigres sont plus nuisibles qu'utiles. Le vin rouge est préférable au blanc. Ceux qui ont le moyen de le mélanger avec une eau gazeuse, telle que l'eau de Seltz naturelle ou factice, feront très-bien de se servir de cette boisson salubre et agréable.

La bière et le cidre, surtout lorsque ces boissons sont trop jeunes, qu'elles n'ont pas bien fermenté, ou qu'elles sont aigres, disposent aux coliques, à la diarrhée, et deviennent ainsi très-dangereuses. Ce qui vient d'être dit s'applique à plus forte raison au vin doux ou moût.

Conduite à tenir lorsque le choléra se manifeste chez un individu.

Il résulte d'un très-grand nombre de faits observés jusqu'à présent dans les lieux où le choléra a régné, que les cas de guérison sont en raison de la promptitude des secours, et que plus ces secours sont administrés près du moment de l'invasion, plus les chances de salut sont grandes.

Il faut donc que chacun connaisse les premiers signes qui indiquent qu'un individu va être atteint du choléra. Or ces signes, qui le plus ordinairement se manifestent dans la nuit ou le matin, sont les suivans:

Lassitude subite ou sentiment subit de fatigues dans tous les membres; sentiment de pesanteur dans la tête, comme lorsqu'on s'est exposé à la vapeur du charbon ; vertiges, étourdissement ; pâleur souvent plombée, bleuâtre de la face, avec altération *particulière* des traits ; le regard a quelque chose d'extraordinaire ; et les yeux perdent leur éclat, leur brillant ; diminution de l'appétit ; soif et désir de la satisfaire par des boissons froides ; sentiment d'oppression, d'anxiété dans la poitrine et d'ardeur et de brûlure dans le creux de l'estomac ; élancemens passagers sous les fausses côtes (c'est-à-dire sous les côtes à partir du creux de l'estomac en comptant de haut en bas ? ; borborygmes (gargouillemens) dans les intestins, accompagnés surtout de coliques auxquelles succède le dévoiement, ou cours de ventre. Ce dévoiement semble quelquefois diminuer les douleurs : la peau devient froide et sèche ; quelquefois elle se couvre d'une sueur froide. Quelques malades éprouvent des frissons le long de l'épine du dos, et une sensation dans les cheveux comme si on y soufflait de l'air froid.

Ces divers signes de l'invasion de la maladie ne se présentent pas toujours dans l'ordre où ils viennent d'être tracés. Ils ne se montrent pas non plus tous chez tous les malades.

Quoi qu'il en soit, lorsque plusieurs d'entre eux, notamment l'altération de la face, la lassitude, le sentiment de brûlure dans le creux de l'estomac, les borborygmes, le refroidissement de la surface du corps, se manifestent, il faut appeler tout de suite un médecin.

Moyens à employer avant l'arrivée du médecin.

Il faut exciter fortement la peau et y rappeler la chaleur.

L'expérience a prouvé dans plusieurs lieux où le choléra a régné qu'on peut obtenir de grands avantages des bains de vapeurs vinaigrées ou vinaigrées et camphrées.

Ainsi, pendant qu'on cherche à réchauffer le malade par le repassage avec des fers chauds et par des frictions, on peut préparer un bain de vapeur de la manière suivante : On fait rougir des cailloux ou des morceaux de briques ou de fer. On place sous un fauteuil ou sous une chaise de cannes un vase de terre qui contient du vinaigre auquel quelques-uns conseillent d'ajouter du camphre (deux gros de camphre dissous dans une suffisante quantité d'esprit de vin pour une pinte de vinaigre). Ces diverses dispositions étant prises, on fait asseoir le malade déshabillé sur le fauteuille et on l'entoure à l'exception de la tête, ainsi que le fauteuil, de couvertures de laine qui devront descendre jusqu'au bas des pieds, lesquels devront poser sur de la laine ou sur tout autre corps chaud. On jette ensuite, l'un après l'autre, et à peu de secondes d'intervalles, les cailloux ou les morceaux de briques ou de fer dans le vinaigre, qui, par ce procédé, s'échauffe et est bientôt réduit en vapeur. Ce bain doit durer de 10 à 15 minutes.

Lorsqu'on en sort le malade, il doit rester couché entre des couvertures de laine très-sèches et chaudes, où on le laissera tranquille si une transpiration *modérée* s'est établie. Dans le cas contraire, on continuera les frictions, toujours entre les couvertures, *jusqu'à l'arrivée du médecin.*

Mais il ne suffit pas de réchauffer le corps extérieurement, il faut aussi le réchauffer intérieurement.

A cet effet on placera le malade nu entre deux couvertures de laine préalablement chauffées ou bassinées, et l'on promènera sur toute la surface du corps, à travers la couverture, des fers à repasser chauds ou une bassinoire. On arrêtera plus long-tems les fers sur le creux de l'estomac, sous les aisselles, sur le cœur.

On frictionnera fortement et *long-tems* les membres avec une brosse sèche ou avec un liniment irritant; en se servant d'un morceau de laine ou de flanelle. Ces frictions devront, autant que faire se pourra, être pratiquées par deux personnes dont chacune frottera en même tems une moitié du corps en ayant toujours grand soin de découvrir le moins possible le malade.

Le liniment dont la formule suit paraît, si l'on s'en rapporte aux observations, avoir été employé avec un succès tout particulier :

Prenez : Eau-de-vie, une chopine ; vinaigre fort,

une demi-chopine; farine de moutarde, une demi-once; camphre, deux gros; poivre, deux gros; une gousse d'ail pilée.

Mettez le tout dans un flacon bien bouché, et faites infuser pendant trois jours au soleil ou dans un endroit chaud.

Ces frictions devront être continuées long-tems, et le malade devra rester couché enveloppé dans de la laine.

On pourra aussi appliquer des sinapismes chauds sur le dos et sur le ventre, ou encore des cataplasmes de farine de graine de lin bien chauds et arrosés d'essence de térébenthine.

On s'est enfin servi avec avantage de petits sacs remplis de cendres chaudes ou de sable chaud et qu'on applique sur le corps.

A cet effet on donne de quart d'heure en quart d'heure une petite demi-tasse d'une infusion aromatique très-chaude (une infusion de menthe poivrée ou de mélisse; on la prépare comme du thé), et toutes les demi-heures immédiatement avant la tasse d'infusion 12 à 15 gouttes de *liqueur ammoniacale anisée et camphrée* (1) dans une cuillerée à bouche d'eau gommée (avec un peu d'eau de sirop de gomme). On a aussi obtenu d'heureux effets, dans certains lieux, de *l'alcali volatil* fluor, donné à la dose de 15 à 20 gouttes toutes les demi-heures ou toutes les heures dans une tasse d'une forte décoction chaude de gruau d'avoine ou d'orge mondé, ou, à leur défaut, d'eau chaude. Ce dernier médicament ne devra néanmoins être administré au plus que deux fois avant l'arrivée du médecin. A défaut de ces moyens, on peut donner avec avantage l'eau pure, bue le plus chaud possible et prise en petite quantité à la fois.

---

(1) Les pharmaciens prépareront cette liqueur de la manière suivante :

Alcohol, 12 onces.
Ammoniaque liquide à 18 degrés, 3 onces.
Huile essentielle, une demi-once.
Camphre, un gros et demi.

Mettez et conservez dans un flacon bouché à l'émeri.

Quoique ces divers moyens doivent être mis en usage le plus tôt possible, il faudra cependant les administrer avec ordre et sans trop de précipitation.

Il sera utile, toutes les fois qu'on le pourra, de placer le malade dans une pièce séparée de celles qu'habitent les autres membres de sa famille.

On fera bien aussi de jeter les hardes du malade dans une eau de savon très chaude.

La convalescence exige des précautions que le médecin devra indiquer. Toutefois on ne saurait trop recommander aux convalescens l'observation *rigoureuse* des règles de préservation qui ont été exposées plus haut ; car les personnes qui ont été atteintes du choléra sont quelquefois exposées à des rechûtes.

Nous croyons devoir terminer cette instruction en priant très-instamment le public de n'ajouter aucune foi aux prétendus moyens préservatifs et curatifs dont des charlatans cupides font vanter les propriétés dans les journaux, ou qu'ils annoncent par des affiches placardées sur les murs de la capitale. Si l'autorité était assez heureuse pour connaître un semblable moyen, elle ne manquerait pas de le publier et de le recommander.

Juge, Pariset, Esquirol, Chevallier, Leroux, Legrand, Baron Desgenettes, Marc, *rapporteur*.

Lu et approuvé en séance, le 15 novembre 1831.

Le président, Le duc de Choiseul.

Petit, *secrétaire*.

Approuvé par nous, préfet de police, Gisquet.

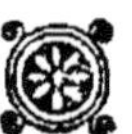

www.ingramcontent.com/pod-product-compliance
Ingram Content Group UK Ltd.
Pitfield, Milton Keynes, MK11 3LW, UK
UKHW022155190726
13855UKWH00004B/1491

9 782013 048323